APPLICATION DE L'ÉLECTRICITÉ

AU

TRAITEMENT DU VARICOCÈLE

PAR

Raphaël PERCEPIED,

Docteur en médecine de la Faculté de Paris,
Ancien interne de l'Hôtel-Dieu de Clermont-Ferrand,
Lauréat des hôpitaux (Prix 1869),
Ex-préparateur de Physique, Chimie et Pharmacie à l'Ecole de médecine
de Clermont-Ferrand.

PARIS

A PARENT, IMPRIMEUR DE LA FACULTÉ DE MEDECINE

RUE MONSIEUR-LE-PRINCE, 29-31

1877

APPLICATION DE L'ÉLECTRICITÉ

AU

TRAITEMENT DU VARICOCÈLE

APPLICATION DE L'ÉLECTRICITÉ

AU

TRAITEMENT ·DU VARICOCÈLE

PAR

Raphaël PERCEPIED,

Docteur en médecine de la Faculté de Paris,
Ancien interne de l'Hôtel-Dieu de Clermont-Ferrand,
Lauréat des hôpitaux (Prix 1869),
Ex-préparateur de Physique, Chimie et Pharmacie à l'Ecole de médecine
de Clermont-Ferrand.

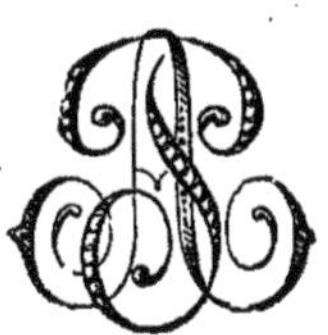

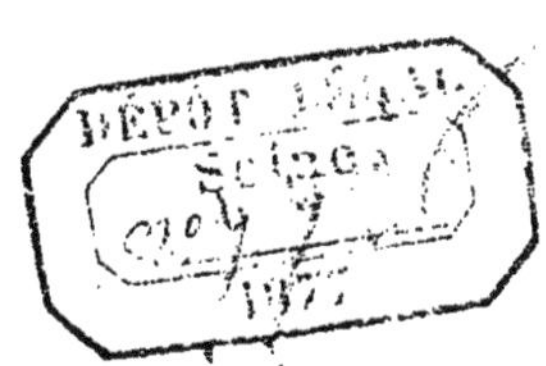

PARIS

A. PARENT, IMPRIMEUR DE LA FACULTE DE MEDECINE

RUE MONSIEUR-LE-PRINCE, 29-31

1877

APPLICATION DE L'ÉLECTRICITÉ

AU

TRAITEMENT DU VARICOCÈLE

INTRODUCTION

De tout temps les chirurgiens ont tenté la cure radicale du varicocèle. Celse, Paul d'Egine dans l'antiquité, plus tard, Ambroise Paré, à notre époque, Curling, Fricke, Breschet, Jobert de Lamballe, Vidal de Cassis, Velpeau, Ricord, Cooper, Nélaton, Bonnet, entreprennent de guérir cette affection. On ne saurait admettre qu'autant d'hommes illustres dans la science fussent intervenus d'une manière active, s'ils n'avaient jugé une opération nécessaire. Bon nombre de chirurgiens aujourd'hui se contentent volontiers d'un traitement palliatif. Ils pensent, eu égard à la bénignité fréquente de la maladie, et devant les résultats souvent peu satisfaisants de l'intervention chirurgicale, devant la récidive fréquente, qu'il y a lieu de s'abstenir d'une opération dont le bénéfice n'est pas en rapport avec les inconvénients.

Mais si un traitement nouveau, sans avoir la plupart des inconvénients de ceux qui ont précédé, leur semblait réunir les avantages de ceux qui ont le mieux réussi, nous pensons qu'ils auraient lieu de modifier leur opinion et de ne point rester inactifs devant une affection qui est souvent douloureuse, et toujours gênante alors même qu'elle n'en traîne pas de funestes conséquences pour l'avenir.

Nous appuyant sur des faits antérieurement acquis à la science, et sur trois observations cliniques dont une nous est personnelle, nous venons présenter, pour le traitement du varicocèle, une nouvelle méthode reposant sur l'application directe de l'électricité.

Nous essaierons de tracer l'histoire pathologique du varicocèle dans un premier chapitre. Dans le second, après une revue rapide des traitements divers qui ont été en honneur jusqu'à ce jour, nous aborderons celui qui a été mis en pratique dans les trois observations que nous publierons à la fin.

Avant d'entrer en matière, qu'on nous permette d'adresser nos sincères remercîments à M. le docteur Onimus, qui a bien voulu mettre ses appareils à notre disposition. C'est à son obligeance et à son enseignement que nous devons d'avoir pu entreprendre ce modeste travail.

CHAPITRE I.

Définition. — On désigne sous le nom de varicocèle (varix, et κήλη, tumeur), la dilatation des veines du scrotum, du cordon spermatique et même du testicule. Beaucoup d'auteurs appellent ainsi les varices des veines du scrotum, et cirsocèle (κιρσος, varice, et κήλη), la dilatation des veines du cordon. Paul d'Egine réserve le nom de circosèle aux seules varices du testicule, tandis qu'il appelle les autres κιρσους. Mais comme les varices du cordon sont de beaucoup les plus fréquentes et réclament surtout l'attention du chirurgien, comme les autres ne sont presque jamais primitives, mais le plus souvent la conséquence des premières, l'usage a prévalu pour donner la même dénomination de varicocèle à toutes les varices des bourses.

Etiologie. — Très-fréquente, puisque Curling nous apprend qu'en Angleterre la proportion des réformés pour varicocèle dans les revues annuelles atteint jusqu'à 70 pour 1000, cette affection se montre surtout pendant la jeunesse de 9 à 30 ans, et le plus souvent de 18 à 25, époque de la plus grande activité des organes de la génération. Les causes qui lui donnent naissance sont prédisposantes ou occasionnelles.

A. *Causes prédisposantes.* — *L'âge*, dont nous venons de parler, le *climat*, ont une influence sur le développement de la maladie. Elle est plus fréquente dans les pays chauds;

nous savons, en effet, que le froid contracte les bourses tandis que la chaleur les relâche. Aussi bien des malades ont-ils l'habitude de quitter pendant l'hiver le suspensoir qu'ils prennent pendant l'été. Vidal de Cassis assigne un certain rôle à l'hérédité. Ici certainement la science manque d'observations suffisantes ; mais personne ne doute que nous héritions des dispositions morbides de nos parents.

Parmi les causes anatomiques qui prédisposent au varicocèle, les unes sont en même temps des deux côtés, les autres seulement à gauche.

Les premières sont la position déclive des veines spermatiques, leur longueur, la faiblesse de leurs parois, les valvules absentes ou rudimentaires, la direction du sang qui circule contrairement à la pesanteur. Citons aussi comme disposition favorable cette grande quantité de veines qui, sous le nom de plexus pampiniforme, constituent l'origine des veines testiculaires, et qui doivent supporter le poids de toute la colonne sanguine représentée par les veines spermatiques. — On admet encore une certaine constriction du cordon par l'anneau du canal inguinal et par le canal lui-même.

Le varicocèle est de beaucoup plus fréquent du côté gauche. Vidal de Cassis prétend qu'il y siége toujours. « Si vous observez un varicocèle à droite, dit-il, soyez sûr d'un autre varicocèle à gauche, ordinairement plus volumineux et qui a précédé celui du côté opposé ; ou bien il y a une grave inversion du système circulatoire. » La seconde partie de la proposition paraît exagérée ; mais Vidal ajoute que si cette inversion n'existe pas, il y a une tumeur comprimant la veine spermatique à droite, ou toute autre cause physique de ce côté.

Les dispositions anatomiques qui donnent raison de cette fréquence du varicocèle à gauche sont : la longueur plus grande des veines spermatiques gauches, le testicule descendant plus bas de ce côté; la pression exercée sur la veine par l'S iliaque, suivant J.-L. Petit; enfin l'incidence à angle droit de la veine spermatique à gauche dans la veine rénale, tandis qu'à droite elle se jette dans la veine cave en suivant une direction qui lui est sensiblement parallèle. — On conçoit la gêne que cette dernière disposition surtout doit apporter au cours normal du sang.

B. *Causes occasionnelles.* — Les unes agissent par l'appel d'une quantité de sang plus grande, les autres en mettant obstacle au retour régulier du sang vers le cœur.

Parmi les premières, nous trouvons l'abus des plaisirs vénériens, l'onanisme, l'orgasme génital fréquent sous l'influence des passions de l'âme, l'équitation, la danse, la marche forcée, la contusion des bourses, l'inflammation du scrotum, les diverses orchites.

Les secondes sont : la pesanteur, les hernies inguinales ou crurales, le gonflement des ganglions lombaires, les tumeurs squirrheuses le long du cordon spermatique, l'hydrocile enkystée du cordon, les tumeurs abdominales, les engorgements du foie et quelquefois la compression d'un bandage herniaire mal appliqué, un suspensoir mal fait, une ceinture qui comprime trop fortement l'abdomen, enfin l'obésité, suivant Cooper.

On a cité, avec moins de raison, croyons-nous, la continence, qui, laissant dans le repos le muscle crémaster, le prédisposerait au relâchement par un certain degré d'atrophie. De même on a accusé l'hypochondrie et les passions tristes, que nous considérons plutôt comme des conséquences du varicocèle. -- Ne sait-on pas que la plupart des maladies chroniques des organes génitaux prédisposent à ce genre d'affections?

Anatomie pathologique. — Nous aurons à considérer l'état des veines, celui du sang, en troisième lieu l'état des parties voisines.

A. *Etat des veines.* — On considère trois degrés dans les modifications qu'elles subissent.

1° Les veines sont simplement dilatées sans altération de leur structure, sans changement d'épaisseur de leurs parois. Leur nombre semble avoir augmenté parce que les veinules sont devenues variqueuses.

2° Il y a dilatation, déformation, épaississement des parois dans les veines. Elles sont fluxueuses. La tunique interne est parfois intacte, parfois ramollie, friable, ou épaissie et hypertrophiée. Incisée pendant la vie, la veine reste béante comme une artère et peut donner lieu à de redoutables hémorrhagies.

3° Les parois sont altérées, on rencontre des renflements partiels. L'hypertrophie ne porte pas également sur tous les points. La tunique moyenne peut s'amincir latéralement et se rompre, d'où des dilatations partielles, ampullaires, fusiformes, qui rendent la veine flexueuse. La tunique externe celluleuse participe à l'hypertrophie. On rencontre des plis et des érosions sur la tunique interne.

B. *Etat du sang*. — Dans le premier et le deuxième degré, le sang reste fluide ; il circule plus lentement qu'à l'état normal, mais il n'est pas altéré. Il n'en est pas de même au troisième degré : le sang circule toujours plus lentement ; mais en outre il subit des modifications profondes au contact de la tunique interne altérée. Il se coagule d'abord, oblitère la lumière du vaisseau, puis il se décolore à mesure que l'altération est plus ancienne, et prend un aspect grisâtre analogue à celui des pseudo-membranes.

On trouve quelquefois des concrétions calcaires, des phlébolithes dans les veines variqueuses du cordon spermatique.

M. Sappey et M. Périer ont prouvé que les veines du cordon formaient deux faisceaux : un antérieur constitué par les veines spermatiques ; l'autre postérieur enlaçant cet organe. Ce sont les veines funiculaires. Si la circulation vient à être supprimée par un moyen quelconque dans les veines spermatiques, qui sont le plus souvent le siége du varicocèle, elle pourra se rétablir par les veines funiculaires, qui sous l'influence des mêmes causes productrices deviendront variqueuses à leur tour.

C. *Etat des parties voisines.* — On trouve, au troisième degré surtout, le tissu cellulaire plus ou moins infiltré, épaissi, induré. La sécrétion cutanée augmente et il n'est pas rare de rencontrer sur la peau des bourses de l'érythème du genre intertrigo et, suivant Vidal, de l'eczéma quand le varicocèle est volumineux. Quelques auteurs ont cité l'atrophie du testicule : Gosselin et Nélaton pensent que la diminution de volume, quand elle existe, est un phénomène purement mécanique et qui ne présente rien de morbide. On conçoit cependant la possibilité d'altérations de ce genre dans un organe, lorsque sa nutrition devient défectueuse, la circulation étant plus ou moins entravée.

SYMPTÔMES. — Le scrotum et le cordon sont plus volumineux qu'à l'état normal : rarement la tumeur a pu atteindre un développement considérable, comparable à la tête d'un fœtus à terme. Elle est diffuse, molle, pâteuse, avec des bosselures, des circonvolutions flexibles s'affaissant sous le doigt. Elle donne parfois à la main la sensation d'intestins de poulet ou d'un paquet de vers de terre. Dans d'autres cas, elle présente une certaine consistance, due rarement à des concrétions calcaires et le plus souvent à des noyaux fibrineux non encore résorbés qui ont pu faire confondre la veine variqueuse avec le canal déférent. Les bourses sont molles, pendantes, et deviennent plus volumineuses sous l'influence de la marche forcée. La tumeur et la douleur diminuent par le froid, par le repos horizontal : la tumeur surtout disparaît lorsqu'on soulève le testicule. Si l'on applique fortement alors le doigt sur l'anneau inguinal, elle reparaît par arrêt de la circulation veineuse. Elle se montre également de nouveau dans la position verticale.

Souvent l'affection n'occasionne aux malades qu'une incommodité légère, qui n'est pas toujours en rapport avec le degré de développement de la tumeur ; d'autres fois, le moindre exercice les rend haletants : leurs traits s'altèrent et traduisent la douleur qu'ils éprouvent : des coliques surviennent avec sensation de pesanteur au fondement. Le coït semble apaiser la douleur, mais elle reparaît quelque temps après avec exacerbation. Enfin des douleurs violentes apparaissent quelquefois, avec sensation de tiraillement sur le trajet du cordon ; elles se montrent dans l'aine, dans la région lombaire et jusqu'au milieu du dos; et tel a pu être alors le découragement profond de certains malades, qu'ils ont cherché dans le suicide un terme à leurs souffrances.

MARCHE, DURÉE, TERMINAISON. — Le varicocèle se développe lentement d'ordinaire, et d'une façon inaperçue. Il reste stationnaire pendant un certain nombre d'années et souvent disparaît spontanément avec l'âge. Lorsque sa marche devient rapide, la plupart du temps, le malade a manqué de précautions. C'est à la suite d'une course rapide ou d'un exercice violent : ou bien une cause traumatique est venue apporter un obstacle mécanique à la circulation. Cependant Pott cite des observations de varicocèles survenu spontanément d'une manière rapide avec des accidents aigus.

DIAGNOSTIC. — C'est une tumeur qui se laisse effiler sous les doigts. La hernie inguinale épiploïque, l'hydrocèle infiltrée du cordon, le spermatocèle et l'engorgement tuberculeux du cordon doivent en être différenciés.

Contrairement au varicocèle, la hernie inguinale

réduite apparaît de nouveau quand on fait tousser le malade. La marche ne reproduit pas nécessairement la hernie; le taxis ne fait pas diminuer sensiblement le varicocèle. La hernie se produit de haut en bas, le varicocèle de bas en haut. A. Cooper conseille, en cas de doute, de mettre le malade dans la position horizontale et de relever le testicule jusqu'à ce que les veines soient dégorgées. Le chirurgien place alors son doigt sur l'anneau inguinal et engage le malade à se lever. Alors les veines spermatiques se remplissent de nouveau, tandis que la hernie ne peut redescendre. Vidal indique l'application de linges chauds sur la tumeur : dans ce cas, le varicocèle augmente de volume; la hernie ne varie pas.

L'hydrocèle infiltrée du cordon ne présente pas, comme le varicocèle, des bosselures, ne disparaît pas daus la position horizontale, n'augmente point par la compression du cordon au niveau du pubis. Elle n'est réductible par aucun moyen.

Il est des symptômes communs au spermatocèle et au varicocèle : la sensibilité, un état noueux du cordon et de l'épididyme, des tiraillements dans la direction du cordon spermatique, des douleurs dans la région lombaire, une pesanteur incommode au fondement. Mais le spermatocèle présente des érections permanentes, un gonflement douloureux du testicule, sa rétraction vers l'anneau, une certaine rougeur accompagnée de chaleur à la peau des bourses. Il y a de plus des symptômes généraux : coloration vive de la face, éclat insolite des yeux, qui sont humides, tuméfaction des lèvres chaleur sur tout le corps : un semblable cortége de symptômes ne se rencontre pas dans le varicocèle.

Quant à l'engorgement tuberculeux du cordon, il ne présente pas la flexuosité et la mollesse du varicocèle. On y trouve, de distance en distance, le long du canal déférent, des points, des noyaux durs quelquefois sensibles, nullement douloureux dans d'autres circonstances. Enfin le testicule est souvent tuberculeux et l'état général plus ou moins altéré.

PRONOSTIC ET COMPLICATIONS.—En général, on peut dire que le varicocèle est une infirmité plutôt qu'une maladie. Cependant, le pronostic peut devenir sérieux à cause de la douleur qu'il détermine, de la gêne qu'il peut apporter aux malades dans l'exercice de leur profession, et de l'influence morale parfois déplorable qu'il exerce sur leur esprit.

On a accusé le varicocèle de produire l'atrophie du testicule et, partant, l'impuissance. Nous avons émis déja notre opinion sur ce sujet. Nous ne croyons pas davantage qu'il doive figurer sérieusement dans l'étiologie de la hernie. Quelques auteurs prétendent que les veines du cordon, par la pression qu'elles font subir à l'anneau fibreux du canal inguinal, le relâchent, et qu'ainsi il livre passage à l'intestin qui ne demande qu'à sortir de la cavité abdominale. Le varicocèle se rencontre quelquefois avec l'hydrocèle. On a cité des cas de gastralgie, de pertes séminales avec palpitations et chlorose qui avaient résisté à toute médication et qui ont disparu par l'opération d'un varicocèle qui existait simultanément. Dans une observation de Vidal, nous voyons les varices du cordon s'enflammer spontanément et faire courir au malade les plus grands dangers. Cet auteur indique encore la possibilité de la phlébite à la suite d'une lésion traumatique, telle qu'un coup de pied, ou par extension d'un phlegmon voisin. M. Escalier, ancien interne des hôpitaux, prouve, dans un mémoire, que le varicocèle peut se compliquer de phlébite spontanée avec douleurs atroces, et les deux cas qu'il mentionne à ce propos se sont terminés par la mort. MM. Monod, Michon, Nélaton, commissaires de la Société de chirurgie, chargés d'examiner ce mémoire, disent que « le moyen le plus sûr de s'opposer au mal qui a tué ces deux malades, c'est sans contredit d'opérer le varicocèle. »

Pour Vidal, l'indication d'opérer se présente quand les douleurs sont considérables, quand les affections de la peau que le varicocèle peut déterminer sont le siége d'un prurit insupportable, quand il rend certains travaux impossibles et prive ainsi les malades de l'exercice de leur profession, et surtout lorsqu'il peut avoir les conséquences dont parle M. Escalier. La volonté du malade mérite aussi une certaine influence sur la détermination du chirurgien.

CHAPITRE II.

TRAITEMENT.

Deux genres de traitement ont été mis en pratique dans le varicocèle : le traitement palliatif et le traitement curatif. Dans les cas légers, le premier doit avoir nos préférences.

Traitement palliatif. — Il consiste d'abord ⊃ans l'hygiène, l'éloignement des causes qui peuvent aggraver le mal. On peut ensuite administrer avec avantage des bains frais, légèrement astringents, qui combattent en même temps l'hypersécrétion de la peau des bourses. Le suspensoir rend de grands services : en maintenant le scrotum, il empêche le tiraillement continuel du cordon avec les nerfs qui l'accompagnent, et diminue la douleur.

Richard (du Cantal), après avoir fait remonter le testicule vers l'anneau, l'y maintient en serrant au-dessous de lui la peau du scrotum dans un anneau de caoutchouc. La bande de Hervez de Chégoin agit à peu près de la même manière. On reproche à ce procédé de produire l'œdème des parties situées au-dessous de la région comprimée, d'exposer à la gangrène quelquefois, et souvent à des douleurs aussi vives que celles qu'il est destiné à combattre.

Bransby Cooper, en enlevant un lambeau du scrotum dans le but d'obtenir une cicatrice qui deviendra un moyen de constriction, fait courir à ses malades tous les dangers de la cure radicale sans en obtenir le bénéfice.

Traitement curatif. — Peu d'affections en chirurgie ont doné naissance à autant de méthodes pour en tenter la cure radicale. C'est assez dire qu'il y a peu de procédés qui soient à l'abri de reproches.

Fricke et Davat se sont proposé d'obtenir une inflammation adhésive en introduisant des corps étrangers dans la veine, et plus d'une fois des accidents graves, la mort même, ont été la conséquence de cette pratique.

Percepied.   2

La section sous-cutanée des veines entre les mains de Gagnebé et de Ricord, eût donné des résultats moins désavantageux, mais leur méthode ne laisse pas que d'être douloureuse par la constriction qu'ils opèrent à diverses reprises, et, de plus, elle exige du malade au moins vingt-huit jours de repos absolu, circonstance qui mérite d'être portée en ligne de compte. La ligature qui est la base du procédé de Ricord avait été pratiquée par Celse, Ambroise Paré et Paul d'Egine, mais à ciel ouvert. Elle n'est pas exempte de phlébite, même par la méthode-sous-cutanée et, de même que l'enroulement de Vidal de Cassis, elle expose le chirurgien à comprendre dans l'opération le canal déférent et à compromettre ainsi l'avenir de la fonction génitale. Velpeau et Jobert de Lamballe ont sectionné la peau et les veines. Rigaud, de Nancy, pratique l'isolement simple en sectionnant la peau et isolant ensuite la veine avec un ruban de caoutchouc passé au-dessous d'elle. Ce traitement est long, douloureux, et la fièvre qui en est la conséquence est le moindre de ses inconvénients.

La compression, poussée jusqu'au sphacèle dans le procédé de Breschet, l'enroulement de Vidal de Cassis, les ligatures multiples de Follin, l'écraseur préconisé par Chassaignac, enfin le cautère actuel employé par Celse et la cautérisation potentielle pratiquée par Ambroise Paré, remise en honneur par Bonnet et adoptée par Nélaton, ont l'inconvénient de détruire la peau et les veines sur une grande étendue, et d'exposer, de même que l'excision, aujourd'hui abandonnée, à toutes les complications dont les plaies peuvent être le point de départ. Nous ferons les mêmes remarques à propos du galvano-cautère, qui n'est pas, à vrai dire, une application directe de l'électricité au traitement, mais plutôt un moyen d'obtenir le calorique nécessaire à la cautérisation. Cette méthode ne devra donc point trouver place dans ce travail.

En Angleterre, Thomson, James Morton et Curling ont préconisé la pression permanente par un bandage appliqué au niveau de l'anneau inguinal externe. Les désagréments de ce procédé sont considérables : il n'exige pas moins de sept à dix-neuf mois de traitement.

Enfin, il est une dernière méthode qui semble dépourvue d'une partie des inconvénients de celles qui précèdent; je veux parler des injections coagulantes au moyen desquelles on s'est proposé d'oblitérer les veines variqueuses, en évitant le traumatisme et ses suites, plus qu'on ne l'avait fait jusqu'alors. C'est Pravaz qui découvrit, en 1851, les propriétés coagulantes du perchlorure de fer sur le sang des animaux. Un peu plus tard, Valette, Pétrequin et Desgranges emploient cet agent pour le traitement des varices. Enfin, Maisonneuve l'applique à la cure du varicocèle en injectant le perchlorure de fer dans la veine avec une seringue de Pravaz. Douze ou quinze jours sont nécessaires pour le traitement, qui exige en outre, pendant quelque temps, le repos au lit. Mais le manuel opératoire est loin d'être comuode; on rencontre difficilement le vaisseau avec l'aiguille. Un chirurgien distingué des hôpitaux de Paris dut renoncer à le chercher après deux tentatives infructueuses. De plus, la dilatation variqueuse peut ne pas exister sur une seule veine, ce qui complique l'opération et risque d'en compromettre le succès. Chassaignac pense que les substances coagu-

lantes injectées de la sorte agissent en déterminant une
inflammation oblitérante.

De tous les traitements que nous venons de passer en
revue, il n'en est aucun qui soit exempt de récidives.
L'expérience nous manque pour affirmer que la méthode que nous avons suivie soit à l'abri de ce reproche, et rien ne nous autorise d'avance à le croire. Mais
nons pensons qu'elle est dépourvue de la plupart des
inconvénients des précédentes, et qu'elle présente de
notables avantages sur celle des injections coagulantes,
qui paraissent avoir donné quelques bons résultats. Elle
cherche, en effet, comme celle-ci, la coagulation du
sang dans les veines, mais par l'électrolyse, procédé
plus commode, moins douloureux, peut-être plus inof-
fensif, agissant du même coup sur un plus grand nombre de vaisseaux et assurant de la sorte le succès dans
une plus large mesure, en outre, que les suites immé-
diates de l'opération paraissent réunir plus de chances
heureuses pour le malade. Elle a sur les autres l'avantage de pouvoir être, en cas de récidive, maintes fois
répétée, sans inconvénient pour le malade à cause de
sa bénignité, et laisse bien loin derrière elle, dans la
pratique nosocomiale surtout, les opérations sanglantes
dont les suites sont trop souvent funestes.

Méthode électrothérapique. — Les applications médica-
les de l'électricité remontent à une époque probablement
très-reculée. Ainsi, de Humboldt nous apprend que les
Indiens se guérissent de paralysies par les décharges
électriques du gymnote. Mais son introduction dans la
thérapeutique comme agent nouveau ne date que du
milieu du xviiie siècle. Vers 1740, Jalabert, médecin de

Genève, fit avec cet agent les premiers essais. Ils furent répétés ensuite par de Haen, Mauduyt et Arnaud de Nancy. On employait, soit le bain électrique en plaçant le malade sur le tabouret électrique, soit les décharges de la bouteille de Leyde. Les résultats furent peu brillants et l'électrothérapie fut une première fois discréditée.

Mais bientôt les découvertes de Galvani (1786), celles de Volta, qui construisit la première pile (1800), firent remplacer l'électricité statique par l'électricité dynamique dont les effets étaient plus surprenants. Aldini, neveu de Galvani, expérimenta le premier les courants sur l'homme. L'électricité, de nouveau en honneur, commençait à décliner une seconde fois, lorsque Faraday découvrit les courants induits en 1830. Depuis, les travaux de Duchenne (de Boulogne), de du Bois-Reymond, et dans ces dernières années les recherches de Rémak, de Pflüger, d'Hilfelsheim, d'Onimus et Legros, ont assigné à cet agent un rang élevé dans la thérapeutique.

Avant de décrire la méthode de traitement par l'électrolyse, qui est le but pricipal de notre travail, nous voudrions indiquer quelques idées purement théoriques sur l'application des courants dans le varicocèle pour les cas cas légers qui ne réclament pas une intervention très-active. Les recherches de MM. Onimus et Legros nous ont appris que les courants continus déterminent des contractions sur les muscles striés au moment de la fermeture et de l'ouverture du courant, et qu'ils agissent sur les fibres lisses d'une manière variable, suivant la direction du courant et celle des mouvements péristalliques des organes qui sont formés de ces fibres.

Les courants induits, selon les mêmes auteurs, déterminent la contraction prompte et permanente des muscles striés. Ils mettent les muscles dans un état de contraction tétanique due à la rapidité des interruptions. Mais si l'on prolonge l'action des courants induits, la contractilité disparaît complètement. Sur les muscles lisses, on remarque que ces mêmes courants donnent une contraction dans les points en contact avec les pôles.

Nous trouvons dans les bourses des éléments musculaires composées de fibres lisses : dartos, tunique moyenne des vaisseaux; et de fibres striées : le crémaster. Nous pensons donc qu'il y aurait lieu dans les cas légers de varicocèle de mettre à profit l'action des courants électriques appliqués à l'extérieur seulement en ayant soin de ne pas prolonger trop longtemps l'application pour les courants induits. On devrait également ment dans ces cas choisir des courants d'une certaine tension et de peu d'intensité. Peut-être, en répétant suffisamment les séances, parviendrait-on à obtenir des résultats favorables, analogues et peut-être supérieurs à ceux des autres agents qui déterminent la contraction ou le resserrement des bourses.De plus, d'après les faits physiologiques étudiés par M.Onimus et consignés dans son ouvrage, les courants induits diminuent l'excitabilité des nerfs après l'avoir exaltée dans les premiers instants,et,partant peuvent atténuer ou faire disparaître la douleur. Les courants continus à tension élevée, et d'action chimique faible pour ne pas exciter la peau, ont également donné de bons résultats comme sédatifs du système nerveux.

Abordons maintenant la méthode électrolytique

Qu'entend-on d'abord par électrolyse ? Faraday a donné ce nom à toute analyse, toute décomposition chimique opérée par les courants électriques. Il a appelé électrolyte la substance décomposable par ce moyen, et électrodes les pôles ou fils qui terminent la pile.

Les actions chimiques que produisent les courants consistent principalement dans des décompositions. Dès 1803, Mongiardini et Lando (1) avaient essayé l'action de l'électricité sur un morceau de chair dans lequel ils avaient enfoncé des électrodes de cuivre et d'argent. Ils avaient rencontré une eschare molle à l'électrode négative et un cercle verdâtre dû à la combinaison d'acides à l'électrode positive. Ils étaient physiciens : ils ne recherchèrent pas les conséquences de leur découverte pour la chirurgie.

Davy, après avoir fait plonger les extrémités d'un morceau de chair dans deux vases pleins d'eau distillée mis en communication avec les pôles d'une forte pile, trouva dans le vase où plongeait le pôle négatif : des alcalis, de la potasse, de la soude, de la chaux, de l'ammoniaque ; et, dans le vase où se rendait le pôle positif, des acides sulfurique, phosphorique, chlorhydrique, azotique. Le morceau de chair fut au bout de quelques jours d'immersion complètement privé de ses sels. Davy poussa plus loin son expérience : il remplaça le morceau de chair par deux de ses doigts, après se les être lavés préalablement dans l'eau distillée : il trouva encore des alcalis au pôle négatif et des acides au pôle positif. Il en conclut que l'action électrolytique s'exerçait même sur les tissus vivants.

(1) De l'applicazione del Galvanismo alla medicina (Genova, 1803).

Ces décompositions sont soumises à des lois :

1° Elles dépendent du nombre et de la grandeur des éléments de la pile. La propagation du courant à travers le corps soumis à l'électrolyse étant indispensable pour qu'on obtienne un effet, si celui-ci est mauvais conducteur, il faut employer une pile à forte tension, c'est-à-dire composée d'un grand nombre d'éléments. L'expérience prouve aussi que la décomposition se fait d'autant plus vite que les couples présentent plus de surface, c'est-à-dire d'autant plus vite que l'intensité du courant est plus considérable, qu'il y a une plus grande quantité d'électricité.

2° Les tissus vivants offrant une résistance assez puissante, il est nécessaire d'employer avec eux des piles disposant d'une tension et d'une intensité assez fortes. Les tissus qui renferment le plus de liquides sont les meilleurs conducteurs : les tissus cornés, l'épiderme, à moins d'être humectés fortement, conduisent très-mal l'ectricité. De là la différence d'action selon qu'on fait passer les courants à travers l'épiderme, ou qu'on agit directement sur les tissus sous-jacents au moyen d'aiguilles (galvano-puncture). Dans ce dernier cas, il faut un courant beaucoup moins fort pour obtenir une action tout aussi énergique.

On évalue la force électrolytique d'un courant avec le voltamètre, ou bien en plongeant dans l'eau les deux électrodes d'une pile. On juge alors de l'action du courant par la rapidité avec laquelle l'eau est décomposée.

3° Les éléments séparés par l'électrolyse apparaissent seulement à la surface des électrodes. L'expérience suivante, faite par Davy, démontre ce fait d'une manière très-nette. Trois vases étant réunis deux à deux par une mèche de coton imbibée d'eau, on met dans le premier une dissolution d'un sel neutre alcalin et dans les deux autres de l'eau distillée. Le liquide des trois vases est coloré avec du sirop de violettes. Dès que le courant est établi, la liqueur se colore en vert près du pôle négatif et en rouge près du pôle positif : ce qui démontre que la base du sel s'est rendue à l'électrode négative et l'acide à l'électrode positive. Le liquide qui se trouve dans le vase intermédiaire ne change pas de couleur, quoiqu'il ait dû être traversé par l'acide ou la base selon la disposition des pôles dans les deux vases extrêmes.

4° La quantité de substance décomposée est proportionnelle à la quantité d'électricité qui passe dans un temps donné. Aussi les décompositions restent les mêmes, que les éléments des électrodes soient simples ou composés de plusieurs parties : d'où l'inutilité de l'introduction de plusieurs aiguilles.

On peut donc, au moyen de courants assez énergiques, décomposer les tissus, décomposer les sels qui se trouvent dans les tissus vivants, et obtenir au pôle positif l'apparition des acides, tandis que les alcalis se portent au pôle négatif. L'eschare qui apparaît à l'électrode positive rougit le papier de tournesol et offre tous les caractères de la cautérisation par les acides. Elle est sèche, exsangue. L'eschare qui se produit à l'électrode négative bleuit le papier de tournesol : elle est molle et ressemble à celle que déterminent les alcalis appliqués sur les tissus.

Les recherches de Brugnatelli, Ev. Home, de Prévost et Dumas, de Davy, de Gandolfi sur la coagulation de l'albumine de l'œuf et du sang sous l'influence des acides qui naissent à l'électrode positive, devaient conduire à essayer l'électricité comme moyen de produire dans le sac d'un anévrysme ou dans une veine variqueuse ce qui se passait dans l'œuf ou dans un vase renfermant du sang.

La première application sur l'homme paraît avoir été faite à Londres par Benjamin Phillipps dans un cas d'anévrysme de la sous-clavière (*The Lancet*, 4 août 1838). Clavel en 1837 et Gérard de Lyon en 1838 firent de l'application de la galvano-puncture le sujet de leurs thèses inaugurales. Pendant plusieurs années, la science se borna à des expériences de laboratoire sur des animaux, lorsque Pétrequin, de Lyon, en communiquant (1845) à l'Académie des sciences trois observations de malades, dont un avait été guéri d'un anévrysme par l'électro-puncture, appela définitivement sur cette nouvelle méthode l'attention des chirurgiens. Mais c'est à Ciniselli de Crémone que revient l'honneur d'avoir précisé les conditions physiques de la méthode électrolytique et d'en avoir précisé les caractères, après l'avoir employée lui-même dans un grand nombre d'opérations et presque toujours avec succès.

Bien des praticiens ont été moins heureux que lui : il est plus d'une tentative qui a été suivie de résultats malheureux. Est-ce à dire qu'on en puisse faire un reproche à la méthode ? Le malade a pu se trouver dans de mauvaises conditions, et souvent l'électricité n'a pas été employée d'une manière suffisamment logique par défaut de la connaissance approfondie de cet agent, et de ses effets thérapeutiques, suivant le mode d'application. Ici une grande expérience est la première condition du succès.

Dans l'électro-puncture, une petite tache en forme de cercle apparaît autour de l'aiguille positive. Pendant la durée de l'application du courant, elle n'offre que très-peu de changements : elle dépasse légèrement le niveau de la peau. Ce phénomène plus ou moins marqué se présente même quand l'appareil a une force à peine suffisante pour amener la coagulation du sang. L'action électrique qui donne naissance à cette auréole est de nature chimique. Les acides qui se rendent à l'aiguille positive opèrent promptement son oxydation et en même temps la coagulation du sang avec l'oxydation de sa partie colorante. Ces effets chimiques sur les tissus organiques disparaissent sans funestes conséquences. Du reste, on peut les rendre d'autant moins intenses qu'on pratique l'électrisation avec plus de connaissance et de précaution. Il faut éviter de prolonger trop longtemps les séances, distribuer avec mesure la tension de l'électricité et son intensité, et surtout, malgré l'avis contraire de Ciniselli, enduire les aiguilles jusque près de leur pointe d'un vernis isolant. Nous donnons la préférence au vernis à la gomme laque. Sans doute cette dernière précaution n'est pas toujours suffisante. Le vernis s'écaille, tombe ; ou bien il est en couche trop mince ; il est disposé d'une manière peu homogène et, de la sorte, il ne protége pas suffisamment les tissus. On ne peut, non plus, grossir l'aiguille au delà de certaines limites : son introduction deviendrait difficultueuse ou impossible. Quoi qu'il en soit, le vernis appliqué sur l'aiguille positive n'en reste pas moins, suivant l'opinion de M. Onimus, une excellente précaution. Quelque vernis qu'on mette sur l'aiguille négative, il se détache toujours : la précaution de ce côté est donc complètement unitile.

Comme nous l'avons mentionné déjà, les alcalis qui se rendent à l'aiguille négative désorganisent la peau et les tissus voisins à la manière de l'ammoniaque ou des bases caustiques. On évite cet inconvénient en abandonnant l'usaget de cette aiguille. On la remplace par l'application d'un tampon de charbon recouvert de peau de chamois. On emploie le charbon, parce qu'il ne s'oxyde pas comme les métaux. Ce tampon doit avoir une certaine surface pour diviser les effets du courant, et on doit le mouiller pour déterminer le passage plus facile de l'électricité à travers la peau. Lorsqu'on cherche à obtenir la coagulation du sang dans une veine par l'électrolyse, quel effet pourrait-on bien attendre de l'introduction du pôle négatif qui attire les alcalis et partant doit fluidifier le sang ? Il serait donc illogique d'introduire l'aiguille négative seule , et même l'aiguille négative et l'aiguille positive en même temps. Cette pratique avait été déjà suivie par Hamilton qui proposa dans le même but en 1846 de ne placer dans les tissus que les aiguilles positives, en appliquant le conducteur négatif à la surface de la peau. En 1847, G. Strambio fit des tentatives analogues, et donna à la méthode le nom de *Mono-acupuncture*. En 1851-1852, Baumgarten et Wertheimber crurent pouvoir établir que l'aiguille positive, introduite seule dans le vaisseau, donne un caillot plus solide que si on y introduit à la fois les aiguilles positive et négative. Ils pensèrent, en outre, que pour produire un caillot volumineux sans introduire l'aiguille négative, il fallait multiplier le nombre des aiguilles positives. Sur ce dernier point, nous sommes d'un avis complètement opposé. Les lois de décomposition des tissus par l'électrolyse ne nous apprennent-elles pas que les effets obtenus sont les mêmes lorsque les électrodes sont simples ou composées de plusieurs parties? Il ressort des expériences d'Onimus et Legros que, si trois ou quatre aiguilles implantées dans les chairs et communiquant toutes avec le même pôle, donnent chacune, au bout de cinq minutes, une eschare d'un centimètre carré, une seule aiguille donnera pendant le même temps une eschare de trois ou quatre centimètres carrés. Il n'y a donc aucun avantage au point de vue de la quantité de substance décomposée à employer un grand nombre d'aiguilles communiquant avec le même pôle ; aucun avantage au point de vue de la quantité de sang coagulé, puisque cette dernière est proportionnelle à la quantité d'acide mis en liberté, et, de plus, cette pratique a l'inconvénient d'augmenter le traumatisme en même temps que les douleurs du malade.

La nature de l'aiguille n'est pas pour nous d'une importance capitale. Plusieurs métaux peuvent être employés : chacun a ses avantages et ses défauts. Nous acceptons volontiers l'aiguille en acier, qui est plus rigide et pénètre mieux dans les tissus. C'est à considérer, car le vernis qu'on y met en rend l'introduction toujours plus difficile.

Nous ne doutons pas que l'avenir réserve à la galvano-puncture d'heureux résultats. Si jusqu'à ce jour le succès lui a fait défaut plus d'une fois, c'est, croyons-nous, parce qu'elle est loin d'être arrivée au perfectionnement dont elle est susceptible. Beaucoup de points encore obscurs ont besoin d'être étudiés, d'être éclaircis. Voici les conseils émanés du comité de Turin en ce qui touche son application. Nous en acceptons une partie ; les autres nous semblent mériter réfutation :

1° « Se servir d'appareils de médiocre activité : une pile de Volta à auges ou à colonnes, composée de 40, 30, 20 et même 6 éléments d'un demi-centimètre carré, amorcée avec la solution de sel ammoniaque ou de sel commun. »

2° « Se servir d'aiguilles minces et lisses (non vernies, ce qui est inutile), et répéter les séances plutôt que d'augmenter le nombre des aiguilles. » Nous avons dit ce que nous pensions à propos du vernis ; sur ce point notre avis est tout à fait différent.

3° « Espacer les aiguilles et les placer dans une direction parallèle entre elles, plutôt divergentes du côté des pointes, que convergentes. » Cette proposition nous semble juste ; mais nous n'avons pas à en tenir grand compte dans le traitement du varicocèle, puisque nous avons prouvé que l'introduction de l'aiguille positive seule était préférable.

4° « Les courants interrompus avec inversion des courants sont préférables aux courants continus. » L'expression de courants interrompus n'est pas bonne, parce qu'elle est ordinairement synonyme de courants induits. Elle est en ce sens contraire à l'idée de l'auteur, qui a voulu parler de courants continus dans les deux cas, en ayant soin, dans le premier cas, d'en éviter l'application d'une manière non interrompue. L'inversion des courants n'est pas logique quand on veut obtenir la ocagulation du sang. Le pôle négatif attire les alcalis qui sont fluidifiants.

5° « Ne faire passer l'électricité négative à travers aucune aiguille, sans avoir fait passer auparavant le courant positif et sans avoir déterminé autour d'elle la formation d'une petite auréole noirâtre. » Pour nous, cette précaution est complètement inutile.

6° « Changer le contact toutes les deux ou trois minutes, en appliquant le pôle négatif aux aiguilles d'abord en contact avec le pôle positif. » Nous ne voyons pas quel avantage on peut tirer de cette pratique.

7° « Ne pas laisser les aiguilles dans le sac dans l'intervalle d'une séance à l'autre. »

8° « Ne pas renouveler les séances, tant que les effets obtenus dans les séances précédentes n'ont pas disparu, ou s'il existe des symptômes inflammatoires ou des ulcérations. » La justesse des deux dernières propositions est évidente.

L'expérience clinique a montré que pour coaguler le sang, il faut rechercher la tension du courant plutôt que son intensité. C'est très-vrai lorsqu'on peut agir directement sur le sang, mais il est des cas dans lesquels on a lieu de chercher cette coagulation d'une manière indirecte, pour ainsi dire, parce que l'opération présente des difficultés, et qu'il faut renoncer à introduire l'aiguille dans le vaisseau. Nous avons été aux prises avec ces difficultés chez le malade de notre seconde observation ; nous avons essayé de pénétrer dans la veine variqueuse : elle fuyait devant la pointe de l'aiguille, et je ne crois pas que nous soyons parvenus à l'introduire. Dans ces conditions, l'opération semble pouvoir réussir, lors même qu'on ne serait point parvenu jusque dans le vaisseau. Mais il faut, je crois, rechercher alors les effets chimiques autant que la tension, et s'adresser à des piles qui réunissent une tension et une intensité suffisantes. L'appareil de Gaiffe au chlorure d'argent, celui de Trouvé, au bisulfate de mercure, peuvent être employés dans ce cas, mais nous donnons la préférence à celui que M. Mangenot a construit récemment sur les indications de M. Onimus, et dans lequel le vase poreux de la pile a été remplacé par du papier parchemin. Cette disposition rend l'appareil plus léger et permet d'obtenir, avec peu de volume, une grande intensité. Il a l'avantage d'être peu coûteux, commode à manier et facile à entretenir. Nous en donnons ici la figure et la description.

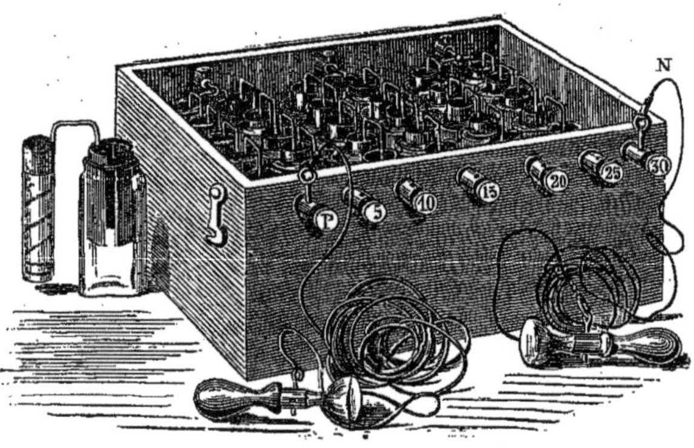

La pile se compose d'un vase extérieur, en verre, renfermant un cylindre de zinc ; dans le milieu du cylindre en zinc, un vase poreux en papier parcheminé, fermé à sa base, et dans lequel est placée une spirale en cuivre rouge, touchant aux parois intérieures et se prolongeant jusqu'à l'orifice ; l'intérieur de ce vase poreux est aux trois quarts rempli de morceaux de grès concassé, servant à tenir en suspension des cristaux de sulfate de cuivre ; l'espace libre entre le grès et le haut du vase est destiné à recevoir les cristaux générateurs.

Pour charger la pile, il suffit de mettre de l'eau ordinaire dans le vase extérieur et dans le vase intérieur, de façon qu'elle vienne un peu au-dessus du niveau des morceaux de grès, et d'ajouter ensuite dans le vase poreux quelques cristaux de sulfate de cuivre.

Les éléments sont disposés dans la boîte de manière qu'on puisse augmenter ou diminuer le courant par cinq éléments à la fois.

Lorsqu'on veut se servir de l'appareil, on place le rhéophore positif dans la borne marquée P, et le rhéophore négatif dans les bornes 5, 10, 15, 20, 25 ou 30 suivant les exigences de l'opération.

Nous allons entrer maintenant dans quelques détails sur le *Manuel opératoire*.

Manuel opératoire. — Pour augmenter le volume des veines, on peut recommander aux malades de marcher quelques heures avant l'opération, puis faire comprimer les veines du cordon par un aide, ou bien se servir d'une bande nouée autour du pédicule de la tumeur. On attend quelques instants pour donner aux veines le temps de se tuméfier.

Puis, le malade étant debout, on isole le canal déférent que l'on reconnaît à son égalité, sa densité, sa dureté analogue à celle d'une plume de corbeau. On fait soigneusement le départ des éléments du cordon, de manière à ne laisser aucune veine avec le canal déférent ou l'artère spermatique. On est plus sûr de la sorte de ne pas intéresser ces derniers organes.

On prend alors la seringue de Pravaz, et l'on cherche à introduire dans la veine variqueuse l'aiguille qu'on a eu soin de recouvrir de vernis, jusqu'à 1 centimètre environ de la pointe. On reconnaît que l'on a atteint le

Percepied.

but lorsqu'on obtient du sang veineux en certaine quantité, en faisant mouvoir la tige du piston dans le sens
de l'aspiration. Il est entendu qu'avant d'opérer on a
pris la précaution de pousser le piston jusqu'au bas de
sa course. On adapte alors le rhéophore positif à la gorge
que présente l'écrou qui fixe l'aiguille à la vis de la
seringue et, pour fermer le courant, on promène sur
les bourses le tampon de charbon recouvert de peau de
chamois, qui est en rapport avec le pôle négatif. On a
soin d'humecter le tampon et la peau du scrotum avec
de l'eau ou mieux de l'eau salée pour en augmenter le
pouvoir conducteur de l'électricité. On continue la
séance environ cinq à six minutes. Quelquefois la coagulation ne se fait pas beaucoup attendre; presque toujours elle survient plus ou moins longtemps après l'application de l'aiguille, à moins qu'elle ne se montre pas
du tout. Il est bon d'attendre une semaine avant de
recommencer l'opération, afin de donner du repos à la
région et de s'assurer soi-même de l'effet qui aura pu se
produire.

Si l'on a soin de procéder avec prudence, de dispenser
sagement la tension et l'intensité électriques, d'éviter la
fréquence et la longueur des séances, on se mettra davantage assurément à l'abri des accidents fâcheux, et
l'on ne risquera pas de voir l'inflammation dépasser les
limites où elle est salutaire. Nous croyons que l'inex-
périence d'un procédé nouveau a été la cause la plus
réquente des insuccès de la méthode électrolytique,
quand on s'est adressé à elle pour obtenir la coagulation
du sang dans les vaisseaux. Nous pensons aussi que
l'électrolyse présente plus de danger dans le traitément
des anévrysmes que dans celui des varices. Du reste,

c'est surtout dans des cas de dilatations artérielles que son application a compté des résultats malheureux.

Le temps difficile est certainement l'introduction de l'aiguille dans la veine. Nous avons, avec le malade qui fait le sujet de notre seconde observation, négligé d'employer la seringue de Pravaz, et c'est pour ce motif entre autres que nous avons dit que nous n'étions pas sûrs d'êtres entré dans le vaisseau. Nous nous sommes donc contentés d'introduire une simple aiguille d'acier dans le scrotum et d'en appliquer la pointe contre le paquet variqueux. Et cependant, le lendemain, la coagulation en masse était obtenue. C'est le premier pas vers la gérison : si elle se maintient comme cela est arrivé pour le malade cité dans l'observation de M. Onimus, si d'autres observations viennent prouver qu'il n'est pas indispensable d'entrer dans la veine, ce sera une grande difficulté de moins et des chances de plus pour éviter les accidents inflammatoires. Quels avantages dans ces conditions présenterait l'électrolyse sur les injections coagulantes, où le perchlorure de fer est en somme un corps étranger introduit à demeure dans l'organisme, avec lesquelles le caillot obtenu est limité dans un vaisseau lorsque plusieurs peuvent être variqueux, avec lesquelles enfin il est indispensable d'entrer dans la veine, ce qui est loin d'être toujours facile?

Comment expliquer la coagulation que nous avons obtenue si nous sommes resté en dehors des veines ? En même temps que les courants électriques produisent des décompositions aux deux pôles, ils agissent physiologiquement sur les tissus qu'ils traversent, et il faut reconnaître avec Ciniselli que les effets des courants électriques s'étendent jusqu'à l'intérieur des tissus. « Il

est certain, dit M. Broca (*Traité des tumeurs* 1866) que
les parties intermédiaires entre les deux pôles subissent
de molécule en molécule une perturbation qui commence et finit avec le courant. On peut considérer le
conducteur humide interposé entre les deux pôles
comme formé d'une série de cellules contiguës, chacune
d'elles empruntant et prêtant à ses voisines, pendant
toute la durée du courant, les éléments des corps élec-
tro-négatifs et des corps électro-positifs qui se rendent
ou plutôt se groupent, ceux-ci autour du pôle positif,
ceux-là autour du pôle négatif. »

Nous pensons que la coagulation peut survenir sous
deux influences. Lorsqu'elle est prompte, il faut en cher
cher la cause dans l'action directe des acides attirés au
pôle positif sur l'albumine du sang : lorsqu'elle se fait
plus longtemps attendre, et c'est le cas le plus fréquent,
la première influence a pu s'exercer, quoique d'une manière insuffisante; mais il convient de voir un léger
dégré d'inflammation déterminé par l'électrolyse et de
lui assigner un rôle dans la formation du coagulum.

Chez le malade qui fait le sujet de la première observation, la guérison s'est maintenue : par là nos espérances se trouvent dans une certaine mesure autorisées
à l'égard du second. La cure reconnaît ici pour cause
l'oblitération des veines par le coagulum comme dans
la plupart des autres méthodes dirigées contre le varicocèle. Ce coagulum doit passer par les mêmes phases
de transformation, c'est-à-dire qu'il perd d'abord sa
couleur, devient jaunâtre, s'enkyste, et le vaisseau se
trouve oblitéré tant par le fait de cet enkystement que
par l'accolement de sa paroi aux extrémités du caillot.

Quelles peuvent être les conséquences de l'oblitération

des veines spermatiques? Doit-on redouter l'atrophie du testicule? L'intégrité des artères spermatiques, déférentielle et funiculaire, les communications que les veines spermatiques offrent avec celles du voisinage, peuvent assurer à cet organe le sang indispensable à sa nutrition et doivent dissiper nos craintes à cet égard.

A-t-on davantage à craindre une embolie à la suite de la thrombose veineuse? Nous ne le croyons pas. « Pour que l'embolie soit possible, dit M. le docteur Albert Bergeron, il ne suffit pas qu'il y ait quelque part dans le système de la circulation une coagulation sanguine, un thrombus, un caillot : il faut que ce caillot puisse devenir embolie, c'est-à-dire qu'il puisse être mobilisé et entraîné par le sang. Les conditions qui président à ce déplacement et le favorisent tiennent à la disposition même du caillot. Si ce caillot veineux, par son extrémité libre, est situé au niveau d'un tronc veineux perméable, il reçoit directement le choc de la colonne sanguine, et si l'incidence de ce tronc veineux se rapproche de la perpendiculaire, il y a bien des chances pour que le thrombus, incessamment heurté, poussé, se dissocie, et que des fragments soient entraînés au loin. » Or ces conditions sont loin d'être réunies dans le cas qui nous occupe : le coagulum se produit à l'extrémité de la veine spermatique, le caillot ne peut atteindre la veine rénale. De plus ici l'action est lente, locale, et le caillot qui en résulte est plus adhérent aux parois du vaisseau. M. Genin, dans sa thèse inaugurale (Paris 1876), en parlant des caillots qui surviennent dans les veines spermatiques dans le traitement du varicocèle par l'isolement simple, s'exprime ainsi : « Les faits cliniques montren qu'il ne s'est jamais produit d'embo-

lie : sur 150 dénudations des veines des membres infé-
rieurs et 11 des veines du cordon, on n'a jamais noté
d'accidents de ce genre. » Quoique notre méthode d'obtenir le coagulum soit différente, nous nous croyons
suffisamment autorisés à lui faire partager le bénéfice
de cette statistique.

Citons maintenant les observations sur lesquelles
nous nous sommes appuyés. La première nous a été
communiquée par M. le docteur Onimus. Elle ne manque
pas de valeur, mais seule elle ne semblerait pas con-
cluante. Le varicocèle était accompagné d'hydrocèle.
Ce fut contre la dernière de ces affections qu'on dirigea le
traitement. Quelques gouttes d'une solution concentrée
d'iodure de potassium mêlée d'un peu de teinture d'iode
furent injectées dans la tunique vaginale avant l'application du courant, dans le but d'avoir, par l'électrolyse,
de l'iode à l'état naissant, et d'obtenir ainsi de cet agent
des effets caustiques sur la tunique vaginale. Le varicocèle fut guéri par le même procédé. Quelle part revient alors à l'électricité, quelle part à l'iode? Nous ne
saurions le dire d'une manière assurée. Cependant les
résultats obtenus chez le second malade par l'électricité
seule nous permettent de croire que cet agent a joué un
rôle prépondérant pour amener la coagulation.

OBSERVATION I (de M. le Dr Onimus).

Dans un cas d'hydrocèle, compliquée de varicocèle, nous avons obtenu
avec le Dr Aronsohn un résultat des plus satisfaisants.

L'hydrocèle datait de trois ans et avait déjà été opérée deux fois par
M. le professeur Schutzenberger (de Strasbourg), par le procédé électrolytique. Une première fois l'électrolyse avait été obtenue avec 12 à 16
couples de l'appareil de Stiherer ; le pôle négatif avait été appliqué sur
l'aiguille enfoncée dans la cavité séreuse.

Plusieurs mois après cette première opération, l'épanchement s'étant reproduit, M. Schutzenberger recommença l'électrolyse ; mais cette fois il fit préalablement une ponction avec la seringue de Pravaz et retira environ 15 grammes de sérosité. Après cette seconde opération, la tumeur resta un peu plus volumineuse qu'après la première.

Au bout d'un an, l'hydrocèle était de nouveau reformée et avait même augmenté. Le malade étant très-pusillanime et ne voulant pas consentir à un autre mode d'opération, M. le Dr Aronsohn lui conseilla d'avoir de nouveau recours à l'électrolyse et nous l'adressa.

Nous essayâmes d'abord l'emploi des courants continus proprement dits, en appliquant directement les deux pôles extérieurement sur le scrotum ; il y eut une diminution très-appréciable, mais l'état resta bientôt stationnaire et il fallut recourir à un autre procédé opératoire.

La quantité de liquide était d'un autre côté trop considérable pour songer à la dissiper uniquement par une ou deux applications électrolytiques ; de plus, ce procédé est toujours un peu douloureux, si on veut employer un courant assez intense, car l'action électrolytique sur la peau en contact avec l'aiguille détermine une douleur assez vive.

Pour obvier à ces inconvénients, nous avons suivi le mode opératoire suivant : nous avons fait préparer par M. Colin un fil de platine très-fin, recouvert d'une couche de cire à cacheter, sur toute sa longueur, excepté à son extrémité, et pouvant pénétrer dans le tube d'un trocart capillaire. Le fil de platine doit dépasser de 5 à 6 millimètres la canule, et être complètement isolé de celle-ci par la couche de cire.

Nous enfonçons d'abord le trocart dans la tunique vaginale, et, retirant le mandrin, nous laissons écouler la plus grande partie du liquide, puis dans la canule nous introduisons notre fil de platine qui est mis en communication avec le pôle négatif de 12 éléments au bisulfate de mercure (pile hermétique de Trouvé), et le pôle positif au moyen d'un tampon est maintenu sur le pli de l'aine.

Le courant passe ainsi à travers la cavité séreuse, en allant du tampon extérieur au fil de platine, et, comme l'extrémité de celui-ci est seule en contact avec les tissus, il n'agit qu'en ce point, et y produit ses effets électrolytiques.

Cette première séance fut très-courte, non douloureuse ; mais après l'opération nous pûmes très-facilement constater aussitôt l'existence d'un varicocèle.

Quelques semaines après cette opération, il s'était reproduit un peu d'épanchement, et nous en profitâmes pour recommencer l'opération et tâcher d'obtenir une guérison radicale. Nous avions, il est vrai, peu d'espoir de guérir complètement cette affection, car nous ne comptions pas agir énergiquement sur le varicolèle, qui à son tour augmentait le volume du scrotum.

Après avoir de nouveau enfoncé le trocart, et laissé écouler le liquide, nous injectâmes quelques gouttes d'une solution assez concentrée d'iodure de potassium, renfermant un peu de teinture d'iode, mais en si faible quantité, que le contact de cette solution, qui d'ailleurs fut introduite en très-faible quantité, ne produisit aucune sensation. Notre but était de décomposer en même temps l'iodure de potassium et d'obtenir ainsi de l'iode à l'état naissant qui agirait comme caustique sur la tunique vaginale. Aussi cette fois, au lieu de mettre le fil de platine en contact avec le pôle négatif, nous le mîmes en communication avec le pôle positif. La séance, qui dura huit à dix minutes, fut très-bien supportée.

Le lendemain nous fûmes très-surpris de trouver tout autour des testicules une masse dure qui était due à la coagulation des veines ; cette masse formait un espèce de casque qui coiffait le testicule. Nous avions par notre procédé obtenu non-seulement une légère inflammation de la cavité séreuse, mais nous avions en même temps produit par l'influence électrolytique et par la décomposition de l'iodure de potassium la coagulation du sang dans les veines. Au bout de quinze jours, toute dureté et toute induration avaient disparu, et le malade se trouve actuellement dans les meilleures conditions.

Obs. II. (Personnelle.)

M. Deker, 49 ans, placier. Il y a vingt ans, à la suite d'une course, il fut pris de vives douleurs au niveau de la hanche et dans la région lombaire gauches. Le lendemain, les bourses étaient le siége d'un gonflement considérable, en même temps qu'elles étaient douloureuses. Du sang se montra dans les urines et quelques jours plus tard dans le sperme. Le gonflement disparut au bout de six jours, par l'application de compresses résolutives ; l'hématurie persista deux ou trois semaines. Le malade ne tarda pas à s'apercevoir de l'existence d'une petite tumeur très-sensible au bas du testicule gauche. Pendant une quinzaine d'années, cette tumeur ne fit pas de progrès remarquables. Mais depuis cinq ans et plus, particulièrement depuis trois ans, à la suite d'une course forcée, et d'un saut, le malade s'est aperçu qu'elle augmentait en même temps qu'elle devenait plus sensible. Il souffre davantage pendant l'été ; l'hiver, la tumeur diminue. Il avoue que sa maladie lui a parfois suggéré de tristes déterminations.

Après avoir essayé bien des médications, il vint il y a dix-huit mois trouver M. Onimus, qui électrisa la région scrotale avec des courants continus. Deux séances eurent lieu à huit jours d'intervalle. L'application des courants fut faite extérieurement avec des tampons. M. Onimus ne jugea pas à propos de pousser plus loin le traitement. Le malade n'était pas guéri, mais il avait, dit-il, éprouvé beaucoup de soulagement.

Le 11 juin 1877 il revient chez M. Onimus, lui dit qu'il souffre beaucoup de son mal, qu'il a essayé beaucoup de traitements et qu'aucun ne lui a réussi aussi bien que l'électricité.

On remarque à gauche, dans la région la plus déclive des bourses, une tumeur pâteuse un peu plus grosse qu'une noix et formée par les veines du cordon devenues variqueuses. Le malade en souffre. Le coït semble apaiser la douleur, mais elle reparaît le lendemain avec exacerbation. La marche forcée, imposée au malade par sa condition de placier, exagère ses souffrances.

M. Onimus, indécis de savoir s'il doit entreprendre un traitement curatif, commence par l'application extérieure d'un courant continu sur le scrotum. Il prolonge la séance pendant cinq à six minutes et renvoie le malade à huit jours.

Le 18. Les douleurs du varicocèle ont diminué. Nouvelle séance d'électrisation analogue à la précédente.

Le 25. Les douleurs ont beaucoup cédé et la tumeur paraît avoir diminué sensiblement. Léger érythème de la peau des bourses. M. Onimus se décide à introduire une aiguille positive sous la peau, mais seulement à quelques millimètres de profondeur, tandis qu'il applique extérieurement le tampon pour le pôle négatif, afin de fermer le courant. L'opération dure cinq ou six minutes : elle est bien supportée.

Les 26, 27 et 28. Douleurs plus marquées, mais tout à fait différentes de celles du varicocèle, qui ont diminué beaucoup. Gonflement léger des parties voisines.

Les 29, 30 juin et 1er juillet. Diminution considérable de la douleur qui a suivi l'opération et de celle du varicocèle.

Le 2. Le gonflement persiste. Douleur légère. La tumeur variqueuse proprement dite semble notablement diminuée.

Le 5. Etat normal des parties voisines. M. Onimus prend le parti d'agir d'une manière plus énergique. Avec une aiguille d'acier recouverte de vernis à la gomme laque jusqu'à un demi-centimètre de la pointe, nous essayons, sans y parvenir, je crois, de pénétrer dans la veine spermatique, qui fuit devant l'instrument. Ne pouvant mieux faire, nous appliquons au moins la pointe de l'aiguille contre les vaisseaux variqueux. Nous fixons le pôle positif à l'anneau de l'aiguille, et prenant le pôle négatif représenté par le tampon de charbon recouvert de peau de chamois et préalablement mouillé, nous l'appliquons sur la peau des bourses et nous faisons ainsi passer le courant pendant deux ou trois minutes. Nous augmentons ensuite la tension dans la mesure qui est supportable pour le malade et nous continuons la séance pendant quatre ou cinq minutes.

L'opération terminée, nous éprouvons quelque difficulté pour retirer l'aiguille des tissus. Il s'était formé autour d'elle extérieurement une petite auréole d'environ 2 millimètres de diamètre, où la peau était légèrement tuméfiée et d'une couleur plus accusée.

Le malade a bien supporté l'opération. Nous nous sommes servis, comme dans les séances précédentes, d'une pile de 30 éléments au sulfate de cuivre.

Le 6. A la base du scrotum, tumeur dure, surtout dans les points qui ont été en contact avec l'aiguille, et coiffant, pour ainsi dire, le testicule. Elle n'a pas tout à fait la grosseur d'une noix. Le sang est coagulé dans la masse du paquet variqueux. Douleur assez marquée, surtout la nuit. Léger empâtement des bourses.

Le 9. La tumeur est mieux détachée du testicule qu'auparavant. La douleur persiste, quoique moins intense. Celle du varicocèle a complètement disparu. M. Onimus conseille quelques bains.

Le 12. Il n'existe plus d'empâtement. Tumeur toujours un peu dure. Douleurs du varicocèle toujours absentes. Celles qui tiennent aux suites de l'opération ont considérablement diminué. On ne voit pas la trace de la piqûre sur la peau; aucune eschare ne s'est montrée.

Le 19. Les douleurs ont à peu près disparu. La tumeur persiste toujours mais un peu moins dure, et ses dimensions ont considérablement diminué. On ne sent plus de veines variqueuses perméables à son niveau. M. Onimus pense qu'il y a lieu de ne plus intervenir et renvoie le malade.

Aucun accident fébrile ne s'est montré pendant la durée du traitement. Le malade en a peu souffert et il avoue que les douleurs qu'il a ressenties étaient bien plus supportables que celles du varicocèle. Il n'a pas cessé un instant de vaquer à ses occupations et il n'en a pas éprouvé la moindre incommodité.

Comme nous avions achevé ce travail, nous avons reçu de M. le docteur Gesualdo Clementi, professeur de chirurgie et de médecine opératoire à l'Université royale de Catane, une monographie sur la cure de la cirsocèle par l'électro-puncture, où il décrit une observation qui a été publiée en 1877, dans l'*Observateur médical* de Palerme. Nous l'exposons ici très-sommairement :

Observation III.

N. N..., âgé de 2? ans, d'excellente constitution, affecté d'une cirsocèle à gauche, après avoir consulté bien des medecins en renom, vint le trouver, réclamant une guérison à tout prix. Il était disposé à souffrir l'opération de la ligature ou de l'excision qu'on lui avait proposée. M. Clementi lui conseille d'user d'abord de moyens peut-être

moins efficaces, mais certainement moins dangereux. Il pense d'abord
à la compression permanente et modérée pour obtenir l'oblitération et
peut-être l atrophie du plexus veineux. Après une tentative infruc-
tueuse, il renonce à ce moyen et s'adresse aux courants électriques
appliqués à l'extérieur. Il se sert pour cela de 24 éléments de la pile de
Ciniselli, chargée avec de l'eau contenant 5 p. 100 d'acide sulfurique,
et fait trois séances d'une demi-heure chacune, à quatre jours d'intervalle. Aucune amélioration sensible ne survient. Le malade étant de
plus en plus impatient, il se décide à pratiquer l'électro-puncture avec
la presque certitude de l'innocuité d'un tel procédé et quelque espé-
rance en son efficacité.

La première application de cette méthode est faite le 30 juillet 1876
avec 12 éléments de la pile de Ciniselli.

Deux aiguilles. Profondeur : 20 à 24 mm. Mode d'application :

Pôle — (charbon) sur la peau.	Pôle + 1re aiguille.
» — 1re aiguille............	» + 2e aiguille.
» — 2e aiguille	» + (charbon) sur la peau.

L'opération dure vingt minutes. Elle est suivie d'une douleur assez
marquée. Au deuxième jour apparaît un commencement de coagulation.
La tumeur est dure et douloureuse à la pression.

3e jour. La douleur a disparu à l'état de repos. Elle se réveille par la
position verticale. La tumeur a un peu augmenté, elle a le volume
d'une noisette ; elle est toujours douloureuse à la pression.

4e et 5e jours. Diminution de la douleur. La tumeur est indolente ; le
malade commence à sortir.

18e jour. Plus de douleurs spontanées ou par la pression. Volume
total de la cirsocèle sensiblement changé. Les tissus voisins qui avaient
été tuméfiés ont diminué de volume et ne sont point douloureux.

26e jour. La tumeur est encore un peu plus petite.

24 août. Deuxième application d'électro-puncture avec trois aiguilles
cette fois. La 1re aiguille à 17 mm. de profondeur ; la 2e à 14 mm., la
3e à 15 mm.

Mode d'application :

Pôle — (charbon) sur la peau.	Pôle + 1re aiguille.
» — 1re aiguille..........	» + 2e aiguille.
» — 2e aiguille..........	» + 3e aiguille.
» — 3e aiguille..........	» + 1re aiguillle.

Séance de 25 minutes, plus douloureuse que la première. Peu de
sommeil pendant la nuit.

2 jour. Diarrhée. Elle est attribuée plutôt à l'excessive chaleur de la
saison, cette affection étant fréquente dans le pays à cette époque de
l'année. Douleurs sensibles dans la position verticale, légères dans la
position horizontale. Sommeil médiocre. Tumeur du volume d'une
noix, légèrement douloureuse à la pression.

3e jour. Douleur moindre ; peau normale ; tumeur dure, un peu plus grosse qu'un œuf de pigeon, toujours un peu douloureuse à la pression, moins cependant que le jour précédent.

4ᵉ jour. Douleur considérablement diminuée. L'eschare de la première aiguille encore noire a 2 mm. de diamètre. Celles des deux autres aiguilles sont à peine accentuées.

5ᵉ jour. Douleur vive à l'aine gauche, s'irradiant jusqu'au bas-ventre. La partie opérée est presque indolente. Les heures de la digestion plus calmes qu'auparavant. Sommeil médiocre.

6ᵉ jour. Douleurs peu sensibles dans la position verticale, nulles dans la position horizontable.

17ᵉ jour. La douleur a cessé pour toutes les positions. Le malade marche, vaque à ses occupations. Tumeur toujours dure, difficile à distinguer du premier coagulum. Quelques veines se gonflent encore beaucoup dans la station verticale. Finalement le volume total de la circocèle n'est pas très-diminué.

10 septembre. Troisième application. Moins douloureuse que les deux précédentes. Même durée. Trois aiguilles comme dans la deuxième séance. Même mode d'application.

1ᵉʳ jour. Douleur assez considérable dans la région opérée, s'irradiant dans le flanc correspondant. Peu de sommeil pendant la nuit.

2ᵉ jour. Douleur dans le flanc et les bourses, aiguë surtout dans la position verticale. Sommeil tourmenté. Tumeur du volume d'une petite noisette, légèrement douloureuse et bien distincte de la précédente.

3ᵉ jour. Douleur dans le flanc seulement. Sommeil médiocre. Tumeur plus prononcée, un peu douloureuse à la pression.

4ᵉ jour. Le malade souffre moins. Peu de sommeil cependant.

5ᵉ jour. Douleur vive dans la station verticale, nulle dans la position horizontale. L'eschare de la première aiguille a 3 mm. Les deux autres sont à peine apparentes.

6ᵉ jour. Les douleurs ont diminué dans la position verticale.

8ᵉ jour. Douleurs très-légères lorsque le malade reste longtemps debout. Les eschares sont cicatrisées. Tumeur indolente. Le malade reprend ses occupations.

12ᵉ jour. Le malade fait une longue marche sans en être incommodé. Au niveau des tumeurs, plus de veines perméabies, si ce n'est derrière le coagulum, où l'on peut encore en sentir une. Au-dessus du coagulum supérieur, il y a encore des veines variqueuses qui s'étendent jusqu'à l'orifice externe du canal inguinal.

82ᵉ jour après la première électro-puncture. Volume total de la moitié gauche du scrotum visiblement diminué. Diamètre transversal, 3 cent. et demi au lieu de 4 et demi, diamètre primitif; verticalement, 7 cent. au lieu de 8. Les veines qui constituaient la cirsocèle paraissent être oblitérées en majeure partie et réduites comme à l'état fibreux.

M. Clementi ajoute que le résultat obtenu a surpassé ses espérances (1).

Comme on peut le voir, le mode d'application adopté par M. Clementi diffère un peu de celui que nous avons suivi nous-mêmes, et qui nous a mis, je crois, à l'abri des eschares. Il a interverti le sens des courants. Nous pensons qu'il est préférable de s'en tenir à l'introduction d'une seule aiguille positive, enduite de vernis, comme nous l'avons indiqué, d'éviter de prolonger l'application du courant au delà de 7 à 8 minutes, et enfin de se servir d'une pile plus forte que les douze éléments de Cineselli. Du reste, les résultats obtenus par le professeur de Catane viennent corroborer les nôtres, et nous prions M. Clementi de recevoir nos sincères remercîments pour l'empressement qu'il a mis à nous être utile.

CONCLUSION.

Préférable aux méthodes sanglantes qui exposent aux complications multiples des plaies, l'électrolyse a sur toutes l'avantage d'avoir mis le malade à l'abri de la fièvre et de lui avoir permis de vaquer tout le temps à ses occupations.

(1) « Dal sin qui detto, signori, voi vi sarete convinti certamente che le mie aspettazioni riguardo alla innocuità ed alla efficacia della elettro-ago-puntura nella cura del cirsocele, non solo non furon deluse, ma confesso, che furono alquanto superate dal risultato ottenuto. » G. Clementi. (Osservatore medico di Palermo, fascicolo 1° del 1877.)

Si la récidive doit en être le mauvais côté, elle ne fera que le partager avec tous les autres traitements. Au moins pourra-t elle être recommencée d'une manière plus commode pour l'opérateur et moins douloureuse pour le malade.

Si des essais nouveaux viennent confirmer les résultats obtenus, nous pensons que l'indication d'agir dans le varicocèle se présentera plus fréquente à l'esprit du chirurgien. La santé du malade y trouvera son bénéfice et l'art de guérir une nouvelle satisfaction.

Paris. — A. PARENT, imprimeur de la Faculté de Médecine, rue M.-le-Prince, 29-31.